ENQUÊTE GÉNÉRALE

SUR

LA RAGE.

ENQUÊTE GÉNÉRALE SUR LA RAGE.

RAPPORT

A

MONSIEUR LE MAIRE DE MARSEILLE

SUR

LES CAS DE RAGE CANINE OBSERVÉS EN 1864

PAR

Le Docteur Charles MÉNÉCIER

Lauréat de la Société Algérienne de Climatologie et des sciences naturelles, — 1864,
Membre titulaire de la Société impériale de médecine de Marseille,
Du Comité médical des Bouches-du-Rhône,
de l'Association médicale du même département;
Membre actif de la Société de Statistique de Marseille, de la Société d'Horticulture
de la même ville;
Membre sociétaire de l'Institut polytechnique de Paris,
Membre correspondant de la Société Impériale de Médecine de Constantinople, etc.

Nullum Numen abest, si sit prudentis.
JUVENAL, Sat. X, 365.

PARIS	MARSEILLE
AD. DELAHAYE, LIB.-ÉDITEUR	CAMOIN, LIBRAIRE-ÉDITEUR
Place de l'Ecole-de-Médecine.	Rue Cannebière, 1.

1865

EXPOSÉ CRITIQUE

DES

ACCIDENTS OCCASIONNÉS PAR LA RACE CANINE

RAPPORT

A MONSIEUR LE MAIRE

Sur les Chiens Enragés, signalés pendant l'année 1864 à Marseille, en réponse à la lettre-circulaire en date du 28 octobre 1863, de Monsieur le SÉNATEUR, administrateur du département des Bouches-du-Rhône.

Nullum Numen abest, si sit prudentis.
JUVENAL, *Sat.* X, 365.

MONSIEUR LE MAIRE,

Nous venons de traverser l'année 1864 sans avoir eu à déplorer en ville ou dans la banlieue aucun de ces événements terribles de rage, semblables à ceux qui, naguère encore, jetaient la consternation au milieu des habitants voisins de notre région.

Disparu depuis quelques années, cependant le fléau habite toujours nos foyers.

L'exposé rapide des accidents occasionnés par la race canine, et le nombre de chiens enragés observés durant ces 12 mois, permettra d'apprécier l'étendue du danger auquel nous nous abandonnons chaque jour bien inconsidérément.

Les chiens abondent tellement à Marseille (7,460 déclarés) qu'il n'est point étonnant de voir arriver une série d'événements uniquement dus, le plus souvent, soit à l'inobservation des Arrêtés municipaux, soit à l'insuffisance même de la réglementation.

Le service de captage a été fait cette année avec un peu plus de soin que précédemment; aussi le résultat obtenu dépasse-t-il de beaucoup celui de 1863, puisque nous avons eu 895 chiens captés en plus.

Tableau n° 1.

Mois.	Année 1863.				Année 1864.				Chiennes.
	CHIENS.				CHIENS.				
	Captés.	Réclamés	Livrés.	Abattus.	Captés.	Réclamés	Livrés.	Abattus.	
Janvier	102	4	9	98	123	16	10	107	
Février	104	10	5	94	121	25	8	96	
Mars	104	17	5	87	129	22	10	107	
Avril	101	17	5	84	126	17	8	109	
Mai	88	14	9	74	147	12	11	135	
Juin	96	12	6	84	119	13	11	106	
Juillet	178	11	9	167	277	12	19	265	41
Août	111	11	3	100	334	4	12	330	57
Septembre	134	7	6	127	289	13	5	276	48
Octobre	155	19	9	136	254	17	8	237	35
Novembre	135	18	11	117	203	8	8	195	20
Décembre	118	13	8	105	199	12	9	187	29
Totaux	1426	153	85	1273	2321	171	119	2160	230

Quoique nous ayons lieu de nous montrer plus satisfait, cependant nous pensons devoir proposer une modification radicale qui devra placer le service de captage dans les meilleures conditions pour la sécurité publique et le respect dû aux Arrêtés municipaux.

Ceci s'obtiendra le jour où, abrogeant l'article 1er de l'Arrêté de 1861, l'Administration, moyennant 5 fr. à 25 fr., restituera les chiens aux propriétaires qui les réclameront; d'autre part, elle voudra bien gratifier le capteur d'une Prime de 0,25 c. en dehors de ses appointements fixes et par tête d'Animaux captés. Ces Agents n'auront plus ainsi intérêt à faire les Abonnements en ville ou recevoir des Etrennes comme cela se pratique habituellement. La ville bénéficierait bientôt de sommes relativement importantes; un exemple le prouvera :

Année 1864.. { Chiens réclamés.... 171 à 5 f. — 855
{ Chiens captés. 2,321 à 0,25 c. — 580

Bénéfice net... 275 f.

Les chiffres qui figurent dans le tableau précédent plaident éloquemment en faveur d'une cause gagnée moralement et qui ne réclame plus qu'une prompte et définitive solution; aussi, devons-nous espérer voir employer tous les moyens capables de limiter ces déplorables hécatombes d'Animaux bien innocents.

D'ailleurs, malgré ces 2,160 têtes abattues, les

Accidents de blessures (morsures) occasionnés par la gent canine ont été aussi fréquents que les années précédentes. En effet, les procès-verbaux signalent *dix-neuf* personnes mordues plus ou moins grièvement cette année (*Voir le tableau ci-après*).

N° 2. — TABLEAU MÉMORATIF DES PERSONNES MORDUES à Marseille, par des Chiens non Muselés, pendant l'Année 1864.

DATE de la MORSURE.	NOM du BLESSÉ.	NOM du PROPRIÉTAIRE.	LOCALITÉ.	SEXE de L'Animal.	DATE de L'ABATAGE.
1 février.	Dufour, archiviste du Trib. de Commerce.	Inconnu.	Marseille.	Mâle.	N'a pu être saisi.
6 Mars. *Dimanche.*	Barbé, âgé de 4 ans.	Calami, Vincent, aubergiste.	Marseille.	Mâle.	6 Mars.
29 Mars.	Boulafort, matelot.	Pandazini, capitaine marin.	Marseille.	Mâle.	Reconnu en parfaite santé par M. Gourret, vétérinaire d'Arrond.
3° *fête de Paques.* 5 Mai.	Boure, 7 ans.	Bonnebouche, auberg.	Marseille.	Femell.	14 Juin.
Ascension. 9 Mai.	Blanc, 14 ans.	Poisson, concierge.	Marseille.	Mâle.	18 Mai
10 Mai.	Cheillan, charron.	Devieux, boucher.	St-Just.	Mâle.	25 Juin.
5 Juin.	Enfant.	Coiffeur à Mazargues.	Mazargues.	Mâle.	8 Juillet.
Dimanche. 8 Juin.	Boulet, 12 ans	Chastenet, Md d'allum.	Marseille.	Mâle.	20 Juin.
29 Juin.	Lager.	Amirat, maçon.	Marseille.	Mâle.	6 Juillet.
10 Juillet.	Ducamp, 10 ans.	Ardin, épicier.	Marseille.	2 Mâles	20 Juillet.
Dimanche. 30 Juillet.	Latil, Henri.	V° Léautier.	Marseille.	2 Mâles	11 Août.
6 Août.	Santoni - Borghesano, enfant.	Morlou, aubergiste.	Marseille.	Mâle.	18 Août.
6 Août.	Simeonis, fils.	Louis, Julien, calfat.	Marseille.	Mâle.	N'a pu être saisi.
19 Août.	Jullien, Jean-Bap.	Lazare, paysan.	C-Gombert	Mâle.	N'a pu être saisi.
26 Août.	Brunache, Antoinette.	Marius.	Marseille.	Mâle.	2 Septembre.
17 Septembre.	Graenier, Auguste.	Jourdan, propriétaire.	C-Gombert	Mâle.	17 Octobre.
18 Octobre	Milot, Antoinette.	Inconnu.	Marseille.	Mâle.	N'a pu être saisi.
14 Novembre.	Bouisset, 4 ans.	Allard, boucher.	Marseille.	Mâle.	9 Décembre.
23 Novembre.	Chaud, Joseph.	Inconnu.	Marseille.	Mâle.	N'a pu être saisi.

Le dénombrement de ces blessés nous donne *neuf* enfants, *deux* femmes et *huit* hommes, parmi lesquels il en est dont les jours ont été sérieusement compromis à cause de la gravité des lésions.

Naturellement deux questions très-importantes trouvent ici leur place :

1° Quel pouvait-être l'état de santé des Animaux au moment de l'Accident?

2° Que sont-ils devenus?

L'intérêt général nous fait un devoir de signaler à l'Édilité les erreurs ou l'insuffisance des Arrêtés en vigueur, sur la police des Chiens.

Voici ce qui se passe depuis *vingt années*.

Des *dix-neuf* chiens dont nous venons de rapporter les méfaits, *un* seul a été visité par M. Gourret, vétérinaire d'arrondissement, qui l'a déclaré en parfaite santé. — *Trois* autres ont été tenus par nos soins en observation au Dépôt de Mempenty, durant un mois, et nous avons pu nous assurer qu'ils n'étaient point malades. — *Dix* ont été abattus contre les lois de la sage prudence, mais suivant les Arrêtés, le plus immédiatement possible après le délit, et cela sans aucun contrôle de médecin-vétérinaire. *Cinq*, n'ayant pu être saisis, ont échappé aux rigueurs du Réglement.

Que conclure de ces faits, si ce n'est que sur *dix-neuf* blessés en 1864, *quatre* seulement ont l'assurance d'être à l'abri de tout danger? Les deux tiers restant devront vivre dans la plus cruelle indécision l'abattage *immédiat* du chien leur ayant ravi toute certitude d'un pronostic favorable. Depuis longtemps les hommes de science protestent contre ces Abattages décrétés indubitablement sous l'impression de vives alarmes. En 1863, nous combattions cette mesure et nous avons pu montrer à l'Autorité municipale tous les côtés fâcheux de la disposition des Arrêtés en vigueur, ajoutant ainsi notre faible voix aux clameurs qui s'élevaient à cette époque du sein de l'Académie de Médecine à Paris.

Depuis, qu'a-t-on fait? rien en France; tandis que les puissances nos voisines, Italie, Suisse, etc., ont leur commission de la Rage près des hopitaux, et marchent à grand pas vers une Police sanitaire des mieux étudiée.

Le tableau n° 1, renferme une colonne intitulée : *Chiens réclamés*, qui dévoile une infraction habituelle aux Arrêtés; si nous signalons ce fait notre intention n'est pas de nous élever contre ces restitutions autorisées par qui de droit ; bien autrement, nous fesons des vœux afin que l'Exception devienne la Règle : seulement, les chiffres ont une certaine éloquence pour qui sait les compulser, et nous craignons de voir l'Administration favoriser innocemment un préjugé déjà trop enraciné dans l'esprit du vulgaire.

Ainsi, on Réclame les chiens en toute saison, le nombre ne varie que suivant l'importance des captures; cependant nous voyons ces réclamations trouver plus souvent faveur auprès de l'Édilité, pendant les mois de décembre, janvier, février, mars et avril, c'est-à-dire aux époques les plus froides de l'année. Tel est le préjugé, qu'on redoute moins la Rage chez le chien en hiver qu'en été.

Si ce n'était problème résolu, il suffirait pour démontrer tout le danger d'une semblable croyance de jeter les yeux, dans le tableau précité, sur la caractéristique représentant les Animaux malades livrés au dépôt de Mempenty, et l'on pourra s'assurer que mensuellement le mouvement ne subit pas de grandes variations. D'ailleurs, il nous va falloir bientôt avouer que, cette année, des chiens Enragés ont été signalés pendant les mois de novembre et de décembre. Ainsi donc, la rage frappait de nouvelles victimes au moment même où la confiance renaissait et se traduisait par une sévérité moins grande à l'égard des chiens errants.

Nous n'abandonnerons pas la question du captage sans faire remarquer que ce service pêche, à cette heure, peut-être par son trop de ponctualité. — Il est de notoriété publique que la voiture ne circule pas habituellement les dimanches et jours fériés; aussi les possesseurs de chiens se hâtent-ils d'affranchir de la muselière, pendant vingt-quatre heures, leurs fidèles animaux; cette liberté passagère a suffi pour entraîner *cinq accidents*, dans le courant de l'Année. De même la banlieue, qui ne reçoit qu'exceptionnellement la visite du Capteur, a fourni *quatre* cas plus ou moins graves de morsure. Ce sont là des événements qu'on empêchera facilement de se reproduire, d'une part, en interrrompant la régularité du service, de l'autre en créant une voiture de captage pour la banlieue.

Nous ignorons si la mortalité des Animaux en général a été plus grande dans ces derniers temps à Marseille que précédemment.

Toujours est-il que, en 1864, *cent dix-neuf* chiens ont été amenés à l'Abattoir de Mempenty, ce qui ferait une augmentation de *trente-quatre* malades sur l'Année précédente.

Tous les infirmes de Race canine ne devaient pas nous intéresser également. Notre attention s'est arrêtée seulement sur ceux qui, à première inspection ou d'après les renseignements fournis sur leurs antécédents, nous paraissaient affectés de la Rage.

Depuis le mois d'avril *sept* chiens ont été présentés dans ces conditions à l'Abattoir de Mempenty ; mis en observation, l'affection rabique a été parfaitement reconnue.

Les chiens errants devaient aussi fournir leur contingent d'enragés. En effet, le 13 juillet, le *capteur* saisissait *deux* petits chiens qu'il rencontrait : l'un rue de Rome, l'autre rue Vincent. Le 6 août, rue Coutellerie, l'Agent fesait *une* nouvelle capture non moins importante. Ces *trois* animaux, déposés dans nos cages, succombèrent avec tous les signes rationnels de la Rage.

Nous pourrions donner les symptômes de la maladie, relevés jour par jour chez ces *dix* chiens en-

N° 3. — Tableau Synoptique des Chiens Enragés. — Année 1864. — Marseille.

ragés, mais la longueur d'une pareille relation, les répétitions inévitables, obligatoires même dans une semblable exposition nuiraient infailliblement à la clarté de ce Rapport; ce serait d'ailleurs sortir du cadre que nous nous sommes tracé; nous préférons grouper tous les phénomènes intéressants dans un tableau synoptique et renvoyer aux observations publiées *in-extenso* à la fin de notre travail (*Voir le tableau n° 3*).

Lorsqu'un chien soupçonné enragé est entré au Dépôt, nous avons inoculé de sa bave à d'autres Animaux, référant à l'expérience le contrôle de notre Diagnostic. Dans ces circonstances nos Inoculations ont toujours été suivies du succès qu'il nous était permis d'ambitionner.

Le tableau n° 3 va nous faire passer en revue un grand nombre de questions des plus intéressantes sur la Rage du chien.

Ainsi, d'après notre Statistique, la Rage atteindrait plus souvent les chiens Mâles, *neuf* fois sur *dix*; mais nous nous empresserons de faire remarquer que nous n'attachons aucune importance à cette Annotation; car avant de pouvoir avancer d'une manière certaine que la terrible Maladie serait plutôt le triste Apanage des chiens Mâles, faudrait-il, au moins, connaître le dénombrement exact de tous ces Animaux, suivant leur sexe.

Dans ce but, nous avions manifesté, dès 1863, le désir de voir prendre la déclaration du sexe de l'Animal, au moment de son Inscription au Rôle de l'Impôt; de cette façon on aurait bientôt déterminé la proportion de chacun d'eux. Nous renouvelons ici notre Proposition dans l'espoir qu'elle sera prise en considération et réalisée en temps opportun (1).

Il eût été excessivement important de savoir si la Rage, chez ces Onze chiens, avait pu se développer spontanément ou n'était que le funeste Résultat de la Contagion par Inoculation. Nous ne pouvons être affirmatif que pour un Seul de ces Animaux, à qui l'Affection Rabique avait été communiquée. Quant aux dix autres chiens, les renseignements manquent complètement, ou nous ont été donnés d'une façon tellement incomplète et irrégulière qu'il nous est impossible de les interpréter au profit de la science.

L'Affection Rabique peut se manifester sous deux formes bien distinctes. En effet, la Rage est *Muette* ou *Aboyante*; dans la première, le chien n'aboie jamais; tandis que dans la seconde, il articule un aboiement particulier, caractéristique de l'Affection, pour quiconque l'a entendu une fois. La Rage muette, de beaucoup la moins fréquente, ne s'est présentée que sur deux sujets de la Rage Canine. Cinq fois l'Aboiement a été des mieux caractérisé.

Tous ces chiens, au moment de leur Entrée à Mempenty, présentaient déjà les signes évidents de

(1) Notre Proposition vient de donner lieu à un ordre d'exécution.

l'Affection Rabique ; aussi la mort est-elle venue faucher promptement les malheureux Malades, après un séjour moyen de 48 heures au Dépôt.

Parmi les symptômes les plus saillants de la Maladie, nous n'avons observé qu'une seule fois et passagèrement encore, le signe *Hydrophobique*. Tous nos efforts ont été dirigés contre ce préjugé qui veut que *l'Horreur de l'Eau* soit constante et caractérise l'Enragé ; nous en avons démontré l'erreur aux nombreuses personnes qui nous ont fait l'honneur de visiter, cette Année, notre triste Amphithéâtre. Cependant, il est un symptôme, rencontré assez régulièrement et qui a pu donner le change au vulgaire, naturellement mauvais appréciateur, c'est la Dispotie ou impossibilité de boire, phénomène que nous avons observé chez presque tous les Chiens Enragés.

La Dispotie se lie le plus souvent à la paralysie des mâchoires ; aussi, en avons-nous eu de nombreux Exemples. Dans la Rage muette, ce dernier symtôme est constant. Chez les sujets atteints de Rage aboyante, nous l'avons aussi trop fréquemment observé pour ne pas insister sur les heureux résultats d'un phénomène qui, pour ainsi dire, désarme l'Animal, au moment où ses atteintes offriraient le plus grand danger.

Les *Onze* chiens ont tous succombé au milieu de la Paralysie générale.

Nous bornerons à ces quelques données l'Examen des Phénomènes pathologiques, présentés par les Animaux dont nous vous entretenons.

Cependant nous complèterons ces Renseignements en consacrant quelques lignes à l'Anatomo-Pathologie du chien Enragé.

Trop longtemps on s'est plu à répéter que la nécropsie des sujets morts de la Rage ne fournissait aucun Renseignement d'une utilité réelle pour l'Etiologie de cette terrible Maladie. La Nature de l'Affection n'était point connue. La plupart du temps les observateurs ont donné une série de lésions organiques si diverses que, loin de produire la lumière, leurs découvertes ont rendu plus obscure la solution du Problème. Un grand nombre d'Auteurs, ont dû même écrire d'improvisation, sans jamais avoir osé toucher à un Cadavre d'Enragé.

Dans les nombreuses dissections que nous avons faites, nous nous sommes toujours prémuni avec grand soin contre cette tendance à reconnaître comme cause efficiente ou provocante de la Rage, ces lésions excessives qui attaquent profondément un poumon, le cœur, le foie, la rate, les intestins, le cerveau, etc., etc.

En-dehors de ces lésions étrangères au développement de l'Affection Rabique, il en est d'autres moins graves en apparence, mais plus terribles peut-être dans leurs suites, qui se sont presque constamment offertes à notre observation.

Les lésions Anatomiques sont, en effet, dans la majorité des cas, inappréciables.

Par contre, les désordres Physiologiques des Organes sont souvent considérables.

Ainsi, nous avons rencontré des Poumons affaissés, froissés, réduits, une fois, aux dimensions d'un Œuf de Poule. Une simple Insufflation nous a permis de le ramener à son volume normal. Les Animaux qui nous ont présenté cette Paralysie du Poumon, avaient tous une coloration très-noire du sang, indice d'une Respiration incomplète.

L'Abondance de la bave chez quelques chiens Enragés, nous a paru de même se relier à l'Altération fonctionnelle des glandes salivaires. Nous avons rencontré de ces glandes où la secrétion de la salive était sensiblement exagérée.

Une seule fois, l'Estomac nous a présenté un très-léger piqueté Rouge de la tunique interne. *Cinq* fois nous l'avons trouvé gorgé d'un liquide bilieux au milieu duquel baignaient des poils ou des fragments de litière pelotonnés ensemble. Cet état correspondait assez souvent à une Vésicule ou à un Foie volumineux.

L'Examen de l'Appareil urinaire nous a permis de constater six fois, la paralysie de cet organe.

Les lésions du Cerveau, si l'on peut toutefois appeler de ce nom celles que nous avons notées, s'appliquent à deux sujets qui, pendant les derniers jours de leur Agonie, avaient eu des Accès de Rage répétés et excessivement violents.

L'Abondance du tissu adipeux que nous avons constamment rencontré chez tous les Animaux morts Enragés, a vivement attiré notre attention. Cette observation faite sur le cadavre, corrobore les données de la Statistique qui, depuis longtemps, signale le plus grand nombre d'Animaux Enragés parmi les chiens de luxe bien entretenus.

Nous arrêterons là ce rapide exposé de nos travaux d'Amphithéâtre, pour reprendre le côté statistique de notre Rapport.

Les Animaux dont nous venons de vous entretenir ne sont pas les seuls qui, cette Année, à notre connaissance aient eu la Rage.

La redoutable Affection s'est manifestée ou a été signalée, en ville, sur quelques chiens Errants.

C'est ainsi que le 12 *juillet*, vers les 8 heures du matin, un chien errant jetait l'épouvante parmi la population du quartier Mempenty. Parcourant la route, l'Animal se précipitait sur tous les chiens qui s'offraient à sa vue. Il en blessa ainsi bon nombre dans ce quartier de la ville, où, comme nous l'avons dit précédemment, les chiens jouissent impunément de la plus grande liberté. Quelques propriétaires firent cautériser avec succès les Animaux qui venaient d'être mordus. Sur le nombre des blessés, deux seulement furent apportés au Dépôt ; ils appartenaient au sieur Kock, limonadier, Grand-chemin-de-Toulon, 220. Après avoir bien examiné les deux chiens, celui qui nous parut le plus maltraité fut mis en Observation. Le 23 Août, cet Animal succombait dans un Accès de Rage furieuse et nous donnait ainsi la certitude que le chien qui l'avait mordu était réellement Enragé. Cependant, qu'était devenu l'Auteur de ce triste Accident? Nous ignorons si l'on a fait la moindre Enquête pour le retrouver ou rechercher ses victimes; mais ce que nous savons parfaitement, c'est qu'il n'a plus été revu ; les Procès-Verbaux de la Police, ne nous en apprennent pas davantage.

Le 20 Août, rue Arsény, M. Fanjoux, secrétaire général à la Préfecture, prévenu qu'un chien *Hydrophobe* rôdait aux abords de l'Hôtel, donna les ordres nécessaires pour que l'on s'en saisît le plus immédiatement possible ; bientôt après l'Animal mourait par l'Epée.

Le même sort devait être réservé, le 12 Septembre, place du Grand-Théâtre, à un chien abandonné, sans collier ni muselière et paraissant atteint d'*Hydrophobie*; il fut abattu par les soins des sergents de ville de service dans ce quartier.

N'ayant pu faire l'autopsie de ces deux dernières victimes qui ont été transportées immédiatement à la Voirie et tout élément de Diagnostic nous fesant complètement défaut, nous ne pouvons garantir celui posé en cette occasion par des personnes étrangères à l'art de la médecine. Toutefois, nous devons en cette circonstance applaudir à l'intervention de l'Autorité qui, fesant elle-même appliquer les Arrêtés, a pu conjurer de grands Malheurs.

En résumé, nous avons eu pendant ces neuf derniers Mois à Marseille, *Onze Chiens Enragés*, Deux autres chiens ont été déclarés atteints d'Hydrophobie (style administratif), sans moyen de vérifier le Diagnostic.

Avec un contingent d'Enragés aussi considérable, estimons-nous donc très-heureux du n'avoir eu à déploré dans le sein de notre Population aucun évènement fâcheux. Un hasard Providentiel nous a seul préservé des atteintes de l'Affection Rabique, en jetant, d'une part, sur les pas du Capteur, les Animaux qui pouvaient nous l'Inoculer; d'autre part, ne doit-on pas admettre que les publications récentes faites sur la Rage, Publications auxquelles nous sommes, heureux d'avoir payé notre tribut, les nombreux Articles insérés dans les feuilles périodiques de la localité, enfin, les Avis répétés de l'Autorité Municipale, sur la Réglementation des chiens, en développant chez les propriétaires de chiens, des connaissances médicales sur un sujet qui nous intéresse tous directement, a produit cet excellent Résultat en leur permettant de se débarrasser de l'Animal Enragé, dès le début de la Maladie.

En conséquence, et nous terminerons par là cet exposé, vu les bons Résultats obtenus à ce jour; nous proposons, qu'il soit formulé un Avis semblable à celui que publie le Comité de Salubrité et d'Hygiène de Paris, sur les Principaux Prodromes de l'Affection Rabique, indiquant en même temps aux Populations, les moyens Prophylactiques que l'on doit employer en cas de Morsure.

Les chiens Enragés dont nous venons de tracer le

rapide historique, ont été pour nos travaux particuliers une source féconde d'expériences où nous avons largement puisé.

Désirant mettre à profit, et avant tout d'une manière fructueuse, l'autorisation accordée avec tant de bienveillance de nous livrer à l'Étude de la Rage sur les Animaux apportés à l'abattoir de Mempenty, nous nous sommes voués, cette Année, à l'Étude de quelques questions capables de captiver plus particulièrement l'attention de l'Administration Municipale.

Sans vouloir fatiguer du détail de nos expériences, nous en indiquerons cependant les principaux résultats :

Nous avouons n'accepter que bien difficilement parfois les assertions, cependant si autorisées, des Princes de la science. Cette hésitation, peut-être un peu exagérée, nous sera excusée, à n'en pas douter, par ceux-là même qu'elle pourrait blesser. D'ailleurs, une expérience en médecine ne perd jamais à être répétée. Ainsi, jusqu'à cette heure, nous n'avions pas admis l'Innocuité complète de la Viande des Animaux morts Enragés (1). Mais après avoir reproduit les hardies expériences faites précédemment, nous demeurons convaincu de ce dicton : *Morte la Bête, mort le Venin*.

En effet, nous livrant à des Recherches Anatomo-Pathologiques, nous avons, très-souvent et sans

---

(1) Voir notre *Notice sur la Rage*, page 19 et suivante, Août (1863).

aucun préparatif, placé nos mains au contact des divers liquides, tels que sang, bile, urines de chiens venant de succomber à la Rage ou immolés au milieu d'un accès; cependant nous n'avons jamais ressenti le moindre symptôme qui pût un seul instant nous faire craindre d'avoir trop osé. Des Inoculations faites avec la bave de chiens Morts Enragés ont toujours été suivies d'Insuccès. La Viande de ces Animaux nous paraît être également d'une innocuité parfaite, puisque des chiens auxquels nous avons pratiqué des scarifications sur toute la Muqueuse buccale et la langue ont pu en manger impunément.

Prenant sur des chiens vivants, Enragés, de cette même bave si contagieuse lorsqu'elle est inoculée immédiatement, il nous a été impossible de lui conserver ses propriétés virulentes en l'abritant, comme nous faisons du virus-vaccin, soit dans des tubes fermés à la lampe, soit entre deux plaques de verre, parfaitement lutées. D'ailleurs, la Pratique nous avait déjà démontré que le Virus Rabique perd une partie de sa virulence en passant des lèvres du chien Enragé sur la lancette. Dans l'expérimentation, en effet, il est facile de constater que les meilleures Inoculations, et nous entendons par là celles qui ont le plus de chances de succès, sont généralement dues à la contagion directe par la dent des Animaux Enragés.

La Température, et par conséquent le Climat, nous paraît avoir une Influence bien caractérisée sur le développement de la Rage. Quoiqu'il résulte de nos observations que toutes les Saisons, tous les mois de l'Année voient indifféremment se déclarer des Cas de Rage; cependant il est à remarquer que, pour la Rage inoculée, la durée de l'Incubation suit, pour ainsi dire, les variations de température, de telle sorte que, chez les sujets, la Maladie se développera plus rapidement par un temps variable, pluvieux, en Automne plutôt qu'en Été.

Cette Année, nous avons pu constater des cas de Rage guérie spontanément et sans le secours médical, ce ne sont plus aujourd'hui, il est vrai, des faits isolés; puisque la pratique en a déjà enregistré bon nombre. Cependant il nous a paru assez utile de signaler pareille observation; le Chien Enragé auquel nous faisons allusion ayant pu communiquer la Rage à un lapin qui est mort le 49me jour après l'Inoculation.

La Rage, si elle n'est pas toujours mortelle, ne cesse donc jamais d'être contagieuse.

Que de fois n'a-t-on pas attribué une influence marquée, sur le développement spontané de l'affection Rabique chez les Animaux à la privation de rapports sexuels ou à la misère.

Pour la troisième fois, nous avons repris nos Expérimentations; à cet effet, plus de 150 chiens ont été soumis, à l'époque du Rut, à une continence des plus absolues ou entretenus au milieu de la plus grande misère, manque d'aliments, défaut de boisson, nourriture malsaine, habitation mauvaise, et jamais nous n'avons pu constater dans ces conditions un cas de Rage spontanée. Tout au contraire, il est avéré que cette terrible Affection atteint principalement les Chiens de bonne maison, les Animaux bien nourris.

L'Étude du Musèlement nous a longuement retenu. Tous les Propriétaires de chiens n'accusent-ils pas la Muselière de rendre enragé leur fidèle gardien; notre attention devait donc se porter sur cette question; il importait, en effet, de savoir si l'opinion publique pouvait s'étayer de quelques faits certains. Très-heureusement rien ne le prouve :

1° Parmi les Animaux Enragés apportés cette année au dépôt de Mempenty ou rencontrés en ville, il n'en est aucun qui ait porté régulièrement une Muselière. D'ailleurs, Musèle-t-on les Chiens dans les appartements, dans les campagnes? bien heureux serions-nous, si tous ces Animaux étaient seulement Muselés lorsqu'on leur donne la liberté de la rue. On ne saurait ainsi accuser la Muselière de rendre Enragé un chien qui la garde au plus 4 ou 5 heures dans la journée.

2° Nous avons tenu des chiens jour et nuit emprisonnés dans d'étroites Muselières, ne la leur enlevant que pour la distribution des vivres.

Les premiers temps leur respiration nous a paru véritablement gênée; quelques-uns s'y sont soumis facilement; d'autres, au contraire, n'ont pu s'y habituer que progressivement. Chez plusieurs ce rigoureux Esclavage a entraîné de l'Amaigrissement, de l'Inappétence, mais jamais la Rage ne s'est manifestée.

RÉSUMÉ ET CONCLUSIONS

1° Actuellement le Service de captage de chiens est insuffisant en Ville et dans la Banlieue. Il convient de le doubler et même de le tripler. De plus, le zèle des agents a besoin d'être excité en cette occurrence, et pour faire cesser les Abus nous proposons de gratifier le Capteur d'une Prime de 0,25 c. par tête de chiens captés.

2° Les chiens Errants sont toujours plus nombreux ; chaque année les Accidents de Morsures occasionnées par la Race canine deviennent plus fréquents ; l'Autorité est donc appelée à sévir de plus en plus sévèrement contre les propriétaires de ces Animaux.

3° L'Arrêté de 1844 qui prescrit l'Abattage immédiat des chiens, lorsqu'ils ont mordu, doit être transformé en une séquestration de l'Animal. De l'exécution de cette mesure dépend la tranquillité, et la sécurité des infortunés blessés, car elle leur fournit de tous les moyens le plus exact pour éclairer le Pronostic. En un mot, l'Arrêté sus-indiqué ordonne un Acte des plus barbares contre lequel la science réclame énergiquement.

4° La Restitution des chiens Réclamés ne doit s'effectuer que moyennant une redevance de 5 à 25 francs suivant la catégorie de l'Animal.

5° La Rage se développe sous tous les climats, en toute saison ; elle n'est pas plus fréquente en Été qu'en Hiver. L'Édilité favorise donc innocemment le Préjugé populaire en restituant un plus grand nombre de chiens errants pendant les jours froids.

6° Les lésions Anatomiques n'existent pas chez les Animaux morts de la Rage, les désordres Fonctionnels sont seuls appréciables.

7° La Continence des plaisirs de l'amour, la Misère ne peuvent engendrer l'Affection Rabique; par contre, une Alimentation trop succulente, le repos, l'abondance, prédisposent à cette cruelle Maladie.

8° Les Variations de température, l'Etat hygrométrique de l'Air abrègent la durée de l'Incubation de la Rage chez les Animaux inoculés ; la chaleur et une température uniforme retardent son Eclosion.

9° Le virus Rabique ne peut-être transplanté sans perdre de ses propriétés, et elles s'éteignent complètement à la mort de l'Animal. Morte la bête mort le venin ;

10° La Rage n'est point une maladie nécessairement mortelle ; elle peut guérir spontanément, mais sans cesser, toutefois, d'être contagieuse par inoculation ;

11° La Muselière n'a jamais produit un enragé; cependant l'*instrument à panier*, réglementaire à

Marseille, est évidemment un obstacle à l'accomplissement régulier de certaines fonctions physiologiques importantes chez le chien ; il convient, en conséquence, de faire subir au musèlement actuel des modifications telles, qu'il soit plus en harmonie avec ces fonctions, tout en présentant les avantages de l'ancien système, pour la sécurité des habitants. Ce progrès est réalisé par les muselières articulées et à ressort, inventées depuis peu d'années ;

12° Les populations étant encore imbues des préjugés sur la Rage, il incombe aux Autorités d'éclairer leurs administrés par une publication périodique, sur la véritable interprétation des symptômes de cette affection, indiquant en même temps les moyens prophylactiques les plus propres à employer en cas de morsure d'un chien enragé ;

13° L'hydrophobie n'étant point un symptôme constant et par conséquent caractéristique de la Rage, il importe de ne plus employer ce mot, même dans le langage administratif, pour désigner les chiens enragés.

14° Le chien mâle paraissant être plus souvent atteint de la Rage que la femelle, l'Administration réaliserait un vœu de la science en procurant à celle-ci les moyens de créer une statistique sur le nombre des animaux des deux sexes. Il suffirait de noter à cet effet la déclaration du sexe du chien au moment de son inscription au rôle de l'impôt sur la taxe ;

15° Le contingent des chiens enragés pendant les neuf derniers mois de l'Année est vraiment considérable. Au seul dépôt de Mempenty 119 chiens malades ont été amenés pour y être abattus ; sur ce nombre 11 sont devenus enragés ;

16° L'abattage des chiens dits *Errants*, comme mesure générale, ne donne pas les avantages qu'on avait l'espoir d'en retirer. Leur nombre, loin de diminuer ne fait que s'accroître, et leurs méfaits atteignent en 1864 le même chiffre que les années précédentes ;

17° L'étendue de ce Rapport, que motive l'importance et le nombre de nos travaux pendant l'Année 1864, nous fait un devoir de solliciter de l'Edilité municipale, la création officielle d'un poste permanent d'observations et d'expériences sur les animaux enragés, ainsi que la nomination d'une commission présidant à cette étude. En exécutant cette pensée, Marseille marchera sur les traces de la Capitale et des villes principales de l'étranger.

Marseille, 31 décembre 1864.

Doct' C. MÉNÉCIER.

OBSERVATIONS

DÉTAILLÉES DES CAS DE RAGE

SIGNALÉS CHEZ LES CHIENS

Pendant l'année 1864 à Marseille.

Observation n° 1.

Le 25 avril 1864, un chien-loup noir est conduit au Dépôt de Mempenty pour y être abattu. Au dire de son maître dont nous ne pouvons obtenir le nom et l'adresse, *depuis quelques jours l'Animal, habituellement fort tranquille, se précipiterait sur les autres chiens pour les mordre.* Placé dans une cage particulière, sa marche est titubante il refuse toute nouriture et ne fait qu'effleurer du bout des lèvres l'eau de son Abreuvoir. Il aboie d'une voix enrouée, saccadée, bien caractéristique, et ronge sans cesse un bâton placé près de lui. Sa gueule entr'ouverte laisse écouler une bave spumeuse. A ce moment, j'inocule deux chiens avec ce liquide. Du 25 au 26 l'Animal succombe après avoir fait entendre plusieurs aboiements successifs et précipités.

Autopsie. — Le 26, à 4 heures du soir, je fais l'autopsie. Sur la langue et les dents, enduit sanieux. La muqueuse buccale est cyanosée. Les lysses de Marochetti n'existent pas. Les organes thoraciques ne présentent rien de particulier, le cœur renferme un sang noir. Dans l'abdomen je trouve de même tous les organes en état parfait, l'estomac est vide d'aliments, le tissu adipeux, très-abondant, également distribué.

Observation n° 2.

Le 13 juin 1864 au matin, le nommé Sauvecanne, boucher, au quartier Mempenty, fait remettre à l'Abattoir un grand chien de garde poil ras, croisé dogue, répondant au nom de *Talleyrand*. Depuis deux jours on s'est aperçu à ses allures que l'Animal pouvait être malade ; il demeure toujours couché, recherche le soleil, la chaleur ; ses mâchoires légèrement écartées laissent écouler une bave spumeuse. Il paraît ne plus pouvoir aboyer. Visité par le vétérinaire il a été déclaré enragé. A notre premier examen je le trouve la gueule béante, sortant la langue que recouvre une salive spumeuse couleur lie de vin. L'œil est terne, le regard fixe. Il obéit au commandement et ne cherche point à mordre. Son pas est mal assuré ; il marche la tête basse, la queue serrée contre les fesses. Sa langue est rouge bleuâtre, sèche sur la pointe. Lui ayant présenté un Abreuvoir il y plonge rapidement le museau jusqu'aux yeux, mais il ne peut laper, et les efforts d'aspiration qu'il fait sont insuffisants pour lui permettre de se désaltérer. La mâchoire inférieure est paralysée tout comme la langue dont on peut replier l'extrémité et la rentrer dans la gueule sans que l'Animal puisse la retirer. Il n'aboie pas et ne fait entendre aucun son même guttural, si l'on excite sa colère. Dans l'après-midi de ce jour, 13 juin, j'inocule deux chiens et une chienne. Le 14 juin, l'Animal n'a pu manger, il continue à plonger fréquemment son museau dans l'eau qu'il salit de sa bave. La marche est très-chancelante, il s'affaise sur les pattes et tombe quelquefois sur le flanc ; mais il peut encore se relever. Il essaye de saillir la chienne que j'ai fait introduire dans la cage, lui caresse les parties génitales, quoiqu'elle s'y refuse. Plusieurs autres chiens amenés dans le chenil ne manifestent aucune terreur à la vue de l'animal enragé, qui vient parfois leur rouler dans les pattes ou leur passer sous le ventre. Il se précipite sur la tige de fer qui me sert à le diriger, mais il ne la saisit pas entre les dents faute de pouvoir fermer la gueule. Lorsqu'il attaque c'est toujours le nez qui vient butter et non pas la mâchoire inférieure. Dans la matinée ayant entendu aboyer d'autres chiens il a été pris d'un véritable accès de Rage et s'est jeté sur son compagnon qu'il a voulu mordre. A midi, lorsqu'on apporte la ration, le chien s'en approche et voudrait y goûter, il ne peut rien retenir entre les dents. Toute la journée, les deux compagnons vivent en complète désunion. Dans la soirée, l'Enragé ne peut se lever sur ses pattes. Couché sur le flanc, sa respiration est déjà bien courte, il paraît près d'asphyxier. La paralysie des membres est complète. L'intelligence ne me paraît pas abolie, puisqu'il se traîne encore lorsqu'on l'appelle. Les aboiements des chiens voisins l'irritent excessivement, dès qu'il les entend, il retrouve assez de force pour se précipiter sur son compagnon qui le renvoie d'un coup de dent. Le 15, à 5 heures du matin, le chien est toujours sur le flanc, la bave abondante, le priapisme très-prononcé. Il ne peut plus se relever, l'asphyxie devient imminente. Quelques minutes plus tard il succombait, quatrième jour de son entrée au dépôt. Depuis son admission, ce chien était à jeûn et n'avait fait entendre aucun aboiement.

Autopsie. — Le 15 juin, à dix heures du matin, c'est-à-dire cinq heures après la mort, je fais l'autopsie. La gueule est demeurée béante. Les membres sont dans l'extension, la peau seule en est froide, le tissu adipeux domine, les muscles ont une belle coloration. Le sang est noir diffluent. Sous la langue, nous n'observons point les lysses, décrites par Marochetti. Les gencives sont décolorées, les lèvres bleuâtres. La langue est recouverte d'une salive sanieuse peu abondante. L'isthme du gosier est noir et aride. Les dents sont recouvertes de tartre. Les vaisseaux de la langue sont très-injectés. La glande sous-maxillaire droite est distendue, tuméfiée, elle contient une matière brunâtre, analogue à celle observée dans la bave, le sujet vivant. Le poumon droit est tacheté en quelques points de brun et noir. Le cœur n'a rien d'anormal. Le foie occupe toute la partie sous-diaphragmatique de l'abdomen ; il s'étend dans les deux hypochondres, il est excessivement volumineux, gorgé d'un sang noir ; la vésicule biliaire est hypertrophiée et remplie d'un liquide jaune verdâtre très-abondant. L'estomac vide d'aliments, ne contient que de la bile ; sa muqueuse offre un piqueté rouge insignifiant vers la grande courbure. La rate, les intestins et l'appareil urinaire ne présentent rien de particulier à notre examen. Système nerveux sain.

Observation n° 3.

Dans la matinée du 4 juillet 1864, il est conduit au dépôt, par un artisan qui refuse de décliner son nom, un chien mâle, braque, taille moyenne. Visité par le vétérinaire de Mempenty, il a été déclaré Rage muette ; depuis deux jours, nous dit-on, l'animal ne mange pas, il est triste et ne donne plus de la voix. Lorsque je l'examine, je le trouve chancelant sur ses pattes, refusant les aliments, mais cherchant à se désaltérer ; l'œil fixe, la gueule entr'ouverte et ne bavant que fort peu. Augurant très-mal de sa maladie j'inocule aussitôt trois autres chiens. Il ne peut serrer les mâchoires et ne fait entendre aucun aboiement. Le soir de ce jour, il ne se relève plus sur ses pattes de derrière, et dans la nuit du 4 au 5 juillet il meurt. Il ne séjourna donc au dépôt que 18 heures environ.

Autopsie. — A dix heures du matin, le 5 juillet, quelques heures après la mort je fais l'autopsie. La rigidité cadavérique n'est pas encore complète. Les machoires s'écartent assez facilement. Les lysses de Marochetti n'existent pas ; la langue et les glandes salivaires ne présentent rien d'anormal. Le cœur et les poumons sont sains. La rate a 0,25 centimètres de long ; elle est gorgée de sang vers sa partie gauche et présente en outre cinq trombus volumineux distribués sur la face antérieure. L'estomac contient en assez grande abondance un liquide bilieux et vers l'orifice pylorique, un peloton de poils de la grosseur d'un œuf de poule. Le cerveau et la moëlle épinière sont sains. Le sujet est parfaitement nourri, la coloration des chairs, très-belle. Sur les côtes, je trouve une couche de graisse qui ne mesure pas moins de 0,02 centimètres d'épaisseur.

Observation n° 4.

Le 13 juillet 1864, à dix heures du matin, le capteur saisit errant rue de Rome, un petit chien mâle croisé épagneul; il est sans colier, ni muselière. Placé immédiatement dans les cages, je vois l'animal fléchir sur son train de derrière ; il refuse les aliments et la boisson sans toutefois fuir l'eau. La mâchoire inférieure est paralysée, il ne retient que très-faiblement et spasmodiquement une barre qu'on lui présente ; aussi mord-il légèrement le chien qui lui a été livré. Son aboiement est caractéristique : il se compose d'un gémissement fort, terminé brusquement et suivi aussitôt de deux ou trois sons plus faibles et saccadés. Avec la bave de cet enragé j'inocule, à deux heures de l'après midi, quatre chiens. Dès le soir, la paralysie des membres est complète, il ne peut plus se relever ; les aboiements deviennent plus fréquents. Il sort la langue, une bave spumeuse s'écoule de ses lèvres. L'œil est vitreux, le regard fixe. Le chien n'a pris aucune nourriture. Dans la nuit, il succombe.

Autopsie. — Le 14 juillet à 10 h. du matin je procède à la Nécropsie. La Rigidité cadavérique est très-prononcée. Le tissu cellulaire graisseux abonde. Il n'y a pas de Lysses sous la langue. Celle-ci est recouverte à sa base d'un enduit verdâtre, les gencives sont légèrement cyanosées ainsi que toute la Muqueuse buccale. Les dents très-sales. L'estomac, vide d'aliment, ne contient qu'un peu de sérosité bilieuse. Le foie est normal, la vésicule volumineuse. Tous les autres organes abdominaux ne présentent rien d'anormal, seulement la vessie est remplie d'une urine jaunâtre.

Les poumons sont complétement affaissés. Le cerveau présente un léger piqueté rouge de la base. Sang noir diffluent.

Observation n. 5.

Le 13 juillet 1864 à 10 h. 1/2, le capteur rencontre, rue Vincent, un chien-loup mâle croisé, oreilles droites, poil ras, de petite taille. Dès la veille le concierge de Menpenty a vu ce chien rôdant avec des allures suspectes près du Dépôt; il l'aurait saisi s'il n'avait craint d'en être mordu. Placé dans les cages, l'animal aboie d'une façon singulière. Il est titubant et s'affaisse parfois sur son train de derrière. Il a la gueule baante et d'un rouge excessivement vif. La salive qui en découle est jaunâtre et grisâtre en même temps. Le chien est très irascible et mord avec fureur la tige de fer qu'on lui présente, il la retient encore assez solidement. Il essaye de boire mais ne peut laper. L'ayant reconnu Enragé, j'inocule trois animaux avec sa bave. Le soir, je trouve le chien étendu sur le flanc et dans l'impossibilité de se relever. Ses forces lui suffisent cependant pour mordre un chien qui a été couché sur lui. A ce moment il a un Accès de Rage très prononcé, la bave découle abondamment de ses lèvres, l'œil est fixe, injecté; il pousse des aboiements terribles. — La sensibilité de toutes les régions du corps est exagérée, l'ouïe devient très sensible; au moindre bruit il aboie. Le 14 juillet même état; il conserve toujours assez de force dans les Mâchoires. Le 15, toute excitation a disparu, les mâchoires ne se contractent plus que spasmodiquement et très-faiblement. Sa respiration devient de plus en plus courte et l'Animal succombe à minuit 1/2.

Autopsie. — Le 15 à 8 h. du matin je fais l'ouverture du cadavre. La Muqueuse buccale d'un rouge vif sur le vivant est devenue très-pâle, un liseret violet borde les gencives et la langue. Sous celle-ci, du côté gauche, existe à l'embouchure du conduit des glandes salivaires, une ulcération très prononcée avec travail inflammatoire. Près de cette embouchure est une vésicule type de Lysse de Marochetti. La glande salivaire correspondante est tuméfiée et emplie d'un liquide sanieux. Du côté droit du frein de la langue il n'y a pas de lysses et les glandes sublinguales sont moins engorgées. Les poumons sont très affaissés. Le foie très rouge. La vésicule biliaire distendue. L'Estomac contient une grande quantité de bile. La vessie est emplie d'urine. Le sang est noir diffluent, le système musculaire parfaitement développé. Le sujet est très-riche en tissu cellulaire graisseux.

Observation n. 6.

Dans l'après-midi du 14 juillet 1864, il est livré au capteur par les Propriétaires eux-mêmes, un chien mâle, taille moyenne, croisé de berger, poils raides, oreilles droites. Cet Animal placé dans la charrette de service, se jette sur les chiens qu'elle renferme et les mord à belles dents. Arrivé au dépôt de Menpenty, je le fais séparer des autres, afin de mieux étudier ses Allures. L'Animal saisit les Aliments du bout des lèvres et les laisse retomber sans pouvoir les avaler. Lorsqu'on lui présente l'Abreuvoir, il y plonge le bout du museau et se retire sans avoir pu laper. Si l'on introduit une tige de fer ou de bois dans la cage sans même le toucher, il se précipite aussitôt dessus. Le bruit le plus léger provoque chez ce chien un Accès. Les aboiements sont fréquents, la voix n'est pas précisément type, quoique évidemment altérée et modifiée. Une bave abondante sanguinolente s'écoule de sa gueule entr'ouverte. Il porte la tête basse, le cou voussé. — Le 15 au matin l'Animal a eu plusieurs Accès de Rage au milieu desquels il a détruit tous les angles saillants de la cage où il est enfermé. Comme la veille il ne fuit point l'Eau, mais il ne mange pas. Je place à ses côtés un chien de même taille, d'un caractère timide et qui m'a servi à nombre d'expériences. Dès qu'ils se trouvent en contact notre Enragé se précipite dessus, le mord cruellement aux oreilles et sous le ventre après l'avoir terrassé. Le chien valide, tout en hurlant plaintivement, néanmoins se défend. Ce moment passé la lutte qui vient de cesser un instant, recommence bien vite. Voyant les Accès se répéter si rapidement, je les sépare et inocule un nouveau chien avec sa bave. La Paralysie des membres n'est pas encore survenue. L'Animal obéit au commandement. La bave est plus abondante, après les Accès elle s'écoule de la langue en un jet continu. Le 16, l'Animal paraît moins malade, il a pu avaler quelques morceaux de viande, deux fois on l'a vu boire. Il urine fréquemment, marche sans cesse, tourne quelquefois sur lui même en se mordillant la queue. Le 17, le chien s'affaiblit, il peut cependant lutter de nouveau, ses machoires se contractent assez bien, je le vois s'occuper à ronger diverses pièces de bois. Son appétit diminue. Le 18, le voilà titubant, il s'affaisse sur le train de derrière, la pupille est fixe, dilatée, l'œil vitreux. Il a de la difficulté pour aboyer et ne peut plus laper. Il n'a point horreur de l'Eau. — J'introduis une chienne dans la cage, l'Animal ne se jette pas dessus, même après l'avoir provoqué, il lui flaire les organes génitaux, aboie, s'agite beaucoup, et ne cherche pas à la saillir. Sa voix devient de plus en plus faible. Il se couche sur le flanc pour ne plus se relever. — A trois heures de l'après-midi il succombait.

Autopsie. — Le 19 à 7 h. du matin je procède à l'autopsie. Le tissu graisseux est très-abondant. Les Reins, la Rate, les Intestins ne présentent rien de particulier si ce n'est une injection prononcée de tous leurs vaisseaux. Le foie est un peu volumineux et gorgé de sang. La vésicule biliaire distendue. L'Estomac vide d'Aliments ne contient qu'un peu de bile et des poils qui surnagent dedans. Le cœur est sain et les poumons considérablement affaissés. La langue sale recouverte d'une salive sanieuse, verte et brune, ainsi que les dents et les joues. De chaque côté du frein de la langue existe à gauche plus particulièrement une ulcération de l'embouchure des glandes sublinguales qui elles-mêmes sont légèrement fluxionnées. Le Larynx et les 4 premiers anneaux de la trachée sont recouverts de mucosités semblables à celles que nous avons remarqué sur la langue, il contient même quelques poils provenant du manteau de la Bête. Le sang est noir. Le système nerveux ne présente rien de particulier.

Observation n. 7.

Le 6 août 1864 le capteur saisit, rue Coutellerie, un chien mâle errant, croisé Epagneul, de petite taille, à allure suspecte. L'Animal vacille sur son train de derrière, serre la queue, porte la tête basse, sort la langue, bave, et sans chercher à mordre passe tranquillement au milieu des promeneurs, ne se jettant que sur les objets qu'on lui oppose, dans l'intention de l'arrêter. Placé dans la charrette, la vue des autres chiens, amène chez lui un Accès de Rage. Il se rue dessus et les mord. Dans cette lutte, l'Animal épuise considérablement ses forces. A ma visite il ne peut plus se lever sur le train postérieur, les pattes du devant le supportent à peine. Il aboie d'une façon caractéristique, son œil est terne, la pupille dilatée, la queue pendante, la langue dehors ; il lui est impossible de serrer les machoires et de prendre aucune nourriture. Il n'y a pas d'hydrophobie. J'inocule immédiatement deux chiens et mets de côté l'un des Animaux qui avait été mordu dans la charrette. Pendant la nuit notre Enragé succombe.

Autopsie.— A 10 h. du matin, le 7, je fais l'autopsie. La langue est légèrement bleuâtre, les gencives décolorées, les glandes salivaires sont légèrement tuméfiées et laissent échapper un liquide couleur lie de vin, leur embouchure sous la langue est rouge. Sur le frein de celle-ci nous remarquons une petite vésicule que nous n'osons pas qualifier de lysse. Le larynx et la trachée renferment quelques mucosités. Les poumons sont affaissés, le lobe moyen, du côté gauche, est tacheté de sang, le poumon droit l'est complètement. L'Estomac ne contient aucun Aliment, nous y trouvons cependant quelques débris de gazon Anglais vert et des poils en assez grande quantité, le tout dans un liquide visqueux brun. — Toute l'habitude du corps de l'Animal est sale et humide. Le tissu adipeux prédomine. le sang est très noir.

Observation n. 8.

Le 26 septembre 1864 après-midi, on conduit au dépôt de Menpenty, un chien mâle, poils ras, robe Isabelle, il arrive tenu en laisse et fraîchement muselé. D'après son maître, depuis quelques jours l'Animal ne mangerait plus et semblerait avoir quelque corps étranger dans le gosier. Le chien n'a mordu personne, mais comme il bave abondamment on s'est décidé à s'en débarrasser. Ce chien s'est laissé conduire bien tranquillement jusqu'au dépôt, là son maître après lui avoir enlevé la Muselière, l'a placé sans difficulté dans une cage de sûreté. Le chien se retire aussitôt au fond du réduit, il fuit la lumière et se tient debout la tête baissée, la gueule béante, les lèvres grimaçantes. Il refuse les Aliments et semble plonger avec plaisir son Museau dans l'Eau de l'Abreuvoir qui se salit d'une bave spumeuse et striée d'un sang brunâtre. A 6 h. du soir j'introduis près de lui une chienne griffonne forte taille; elle paraît craintive en présence de l'Enragé qui vient immédiatement lui caresser les organes génitaux sans essayer cependant de la saillir. Voulant obtenir que notre Enragé morde cette chienne, j'essaye de provoquer sa colère, mais en vain, il se jette simplement sur la tige de fer dont je suis armé en aboyant d'une façon caractéristique. La langue est violacée, l'œil en feu, le regard fixe. La démarche de l'Animal est très raide, il sautille, on dirait qu'il marche sur un parquet ciré et très glissant. A ce moment, si je lui présente un Abreuvoir, il se retire en reculant (hydrophobie) et en détournant la tête. Le 27 à 11 h. du matin, l'Animal a été tranquille ; toute la nuit, il s'est rongé jusqu'au sang les onglons des pattes de derrière. Il n'a pas mordu sa compagne et n'a pris aucune nourriture. Cependant on le trouve plus irascible et après l'avoir excité, il me suffit de faire aboyer la chienne pour qu'il se précipite enfin dessus et la saisisse par les oreilles, sans cependant lui faire du sang. Immédiatement après il lui caresse la vulve. Introduisant un petit chien poil ras dont je connais le caractère très colère, mon Enragé se jette dessus et le mord bel et bien aux oreilles et aux lèvres. Le 27 à 5 h. du soir, les deux chiens ont souvent lutté ensemble, quant à la chienne nous la retrouvons tremblante, couchée entre les pattes de notre Enragé. La nuit suivante le chien n'a pas eu d'Accès. Le 28 à 6 h. du matin, l'horreur de l'Eau n'existe plus, nous le voyons de nouveau plonger son museau dans l'Abreuvoir. Une bave visqueuse emplit sa gueule, il titube en marchant et ne se tient que par artifice sur ses pattes. Il aboie et fait de grands efforts de vomissements comme s'il étranglait. Lorsque je le quitte il est couché sur le flanc, sa respiration est très courte, l'œil vitré. A 3 h. il meurt.

Autopsie.— Le 29 à 10 h. du matin, j'ouvre le cadavre. L'Animal est excessivement gras, les mâchoires rapprochées, la langue raide, couverte d'une salive sanieuse ainsi que les dents et les gencives. Le larynx ne présente rien de particulier. Les organes thoraciques sont sains. La vésicule biliaire volumineuse. Les reins gorgés de sang. La vessie à parois épaisse est emplie d'urine. L'Estomac ne contient qu'un liquide bilieux dans lequel trempent des fragments de litières. Le sang est normal. L'extérieur de l'Animal très-sale.

Observation n. 9.

Le 9 novembre 1864, il est amené au Dépôt par le nommé Allemand, employé de commerce, domicilié boulevard Gille (quartier Menpenty) une chienne poil ras, croisé de berger, n'ayant jamais porté Muselière. D'après son maître, l'Animal aurait avalé une Eponge et, ce qui a ses yeux confirmerait ses soupçons, c'est que le Chien fait constamment, depuis la veille, des efforts de vomiturition et passe les pattes sur les côtés des mâchoires comme s'il avait un corps étranger du gosier. Le matin seulement la bête a refusé de prendre sa nourriture. Elle s'est laissée conduire à la chaîne jusqu'au Dépôt et le concierge a pu la placer sans accident dans une cage. Une bave spumeuse s'écoule de sa gueule. Le 10, la chienne n'a rien mangé, les mâchoires ne se rapprochent pas, elle bouleverse tout dans le chenil, renverse les Abreuvoirs, chasse les mouches, s'attaque aux barreaux de fer et aux buches de bois. Je ne doute pas qu'elle soit Enragée. Elle vomit une matière visqueuse peu abondante, striée de sang et mélangée à des poils. Elle flaire les Animaux voisins à travers les cloisons de planches contre lesquelles elle se jette en aboyant. Le bruit et plus particulièrement la voix des autres chiens provoque chez elle plusieurs Accès, elle aboie d'une façon toute particulière, sans pouvoir modifier les sons. Ayant introduit un chien mâle, elle lui flaire d'abord les parties génitales et se précipite aussitôt à la tête du malheureux Animal qui se met à pousser des cris plaintifs et se roule à terre pour fuir la bave, dont notre Enragé l'inonde. Je reprends cette Epreuve avec un chien braque de forte taille: il est immédiatement attaqué, après toutefois qu'elle a eu flairé ses organes génitaux. Mais plus fort et plus hardi que le chien précédent, l'Animal se défend vaillamment et rend au centuple les coups de dents. Après avoir abandonné les trois Animaux dans la même cage, la nuit se passe dans une lutte terrible et presque continue. Le 11, j'examine sévèrement la robe de mes deux chiens et puis m'assurer que la dent de l'Enragée ne les a point entamée, par contre la chienne porte de larges blessures au cou et à la tête. Elle n'a pris aucune nourriture, elle cherche à creuser avec ses pattes le fond de la cage. L'œil est en feu, la pupille dilatée. Elle exécute des pirouettes en aboyant. Elle bave abondemment. J'en profite pour inoculer trois chiens à l'aide du trocart-seringue de Sandras. A la visite du soir, je trouve mon Enragée étendue sur le flanc, elle se lève à mon approche et bientôt après donne de la voix. Les pattes de derrière ne la supportent qu'imparfaitement. Le 12 au matin, la chienne ne peut plus se lever et elle succombe à 10 h. avant midi, quatrième jour de la maladie.

Autopsie. — Je ne puis ouvrir le cadavre que le Dimanche 13, à 8 heures du matin. La rigidité cadavérique est très-prononcée, la gueule entr'ouverte, l'extrémité de la langue fait saillie entre les mâchoires du côté droit où elle est couchée. Les lysses de Marochetti n'existent pas. Les gencives et la langue sont bleuâtres. Les dents sales. Toute la gueule emplie de bave sanguinolente. La trachée légèrement rouge contient quelques mucosités. Le cœur est volumineux, gorgé dans toutes ses cavités d'un sang noir diffluent. Les vaisseaux du cou et de la face sont vivement injectés d'un sang noirâtre. Le foie est très-volumineux, il occupe les deux hypochondres. La vésicule contient un liquide noir, l'Estomac, vide d'Aliments, renferme vers son orifice Pylorique un peloton composé de poils, paille, quelques petits fragments de bois, un grain d'haricot et de melon. Le cerveau et la moëlle épinière ne présentent rien de particulier. Le sujet est très-gras, les muscles parfaitement colorés.

Observation n° 10.

Le 1ᵉʳ Décembre 1864, le capteur fesant sa tournée, rue d'Aix, un jeune enfant l'aborde et lui remet, pour le faire abattre, un chien loup noir, croisé, poil long, taille moyenne. D'après cet enfant, l'animal, d'un naturel habituellement doux, ne mangerait plus depuis quelques jours, demeure couché et montre les dents à toutes les personnes qui veulent l'approcher : cependant on a pu lui passer une muselière, et redoutant un évènement on préfère se débarrasser du chien. Mis dans la charrette du service, il se couche sur le flanc, et c'est dans cette position qu'on le retrouve au Dépôt de Mempenty. Une bave spumeuse emplit sa muselière et me cache la vue du museau, après l'avoir dégagé de cet entrave, nous le livrons à lui-même. Aussitôt il se réfugie au fond de la cage, se traînant sur le ventre et faisant entendre l'Aboiement du chien Enragé. Ramené sur le devant de la cellule, il ne veut y demeurer. Il fuit la lumière. La vue de l'eau ne produit chez lui aucun effet, il ne peut boire et refuse les aliments. Ses gencives saignent avec grande facilité. Il grimace des lèvres et tient les machoires écartées. Il saisit et retient une barre de fer que je lui présente.

Le 26 décembre, je couche sur l'Animal un chien Havanais, forte taille, qu'il mord aussitôt au museau et aux pattes de devant. Il est toujours couché sur le flanc, aboie, refuse la nourriture et fuit la lumière. Le 3, même état, la bave est très-abondante. Le 4, la paralysie des mâchoires a fait des progrès, l'Animal n'a presque plus de force pour aboyer, sa respiration est très-courte, l'habitude du corps fort sale et humide. Pendant la nuit du 4 au 5 il succombe.

Autopsie. — Le 5 au matin je fais la Nécropsie : Mucosités sur la langue et dans le larynx, glandes sous-maxillaires engorgées à droite. Diverses glandes de l'Economie et le Foie renferment des tubercules. L'Estomac vide d'Aliments ne contient que quelques poils réunis en pelotons vers la portion pylorique de l'Estomac. Cet orifice est très-rétréci. La vessie est emplie d'urine. Du côté du cerveau, signes négatifs. Le tissu adipeux domine encore chez cet animal.

Observation n° 11.

Le 12 juillet 1864, vers les 8 heures du matin, un chien Errant Enragé parcourait le grand chemin de Toulon. Arrivé près de la caserne Mempenty, on l'a vu se précipiter sur les chiens toujours nombreux qui, dans ce quartier, encombrent souvent les trottoirs au point d'y gêner la circulation. L'Animal n'a pu être saisi, mais quelques Propriétaires ont fait aussitôt transporter leurs chiens au dépôt pour les faire abattre ; sur ce nombre, j'ai dû garder l'un de ceux qui me paraissait le plus maltraité, afin de savoir si l'auteur de ses blessures pouvait être réellement déclaré enragé. Ce chien de petite taille, oreilles droites, poils ras, jouit d'un excellent appétit et d'un embompoint satisfaisant, il aboie parfaitement. Cependant le 25 il perd de son appétit, et le 27 août 45me jour de l'Innoculation, l'Animal refuse complètement les Aliments. A diverses reprises il parcourt la circonférence de la cage tenant le cou allongé horizontalement, la queue serrée contre les fesses. Il s'arrête brusquement, fixe d'une façon hébétée et se dirige vers l'Abreuvoir pour y plonger le museau et les deux pattes de devant. Je ne puis exciter sa colère. Son aboiement est toujours normal. Le soir il mange quelques débris de pain trempé. Le 28, l'appetit est complètement perdu, il recommence sa course autour de la cage et me détruit deux abreuvoirs en zinc. Il n'aboie pas et fait des efforts de vomiturition, il bave, mais en petite quantité. Le 29, à 11 heures du matin, au moment où l'Animal entend arriver la charrette du service du captage, il se lève, vient au devant de la cage et fait entendre un aboiement prolongé et plaintif. Bientôt après, à la vue des chiens que l'on va victimer et qui défilent devant lui, il est saisi d'un délire vertigineux, il pirouette d'abord plusieurs fois sur lui-même et se précipite ensuite contre les barreaux de fer, faisant de violents efforts pour les briser et sauter sur les autres animaux. Cet Accès passé, il se blotit dans un coin d'où il ne sort plus. Le lendemain 30, il est complètement couché sur le flanc et à la même place. Sa respiration se fait très-mal, elle est sifflante. La bave est toujours très peu abondante. Dans la nuit du 30 au 31 il meurt.

Autopsie. — Le 31, à 10 heures du matin. Signes négatifs du côté des organes de la Poitrine et de l'Abdomen. Cœur gorgé d'un sang noir. Estomac sans aliment, ne contient qu'un peu de liquide bilieux. Vessie paralysée, emplie d'urine. Coloration de la langue, normale. Gencives et lèvres décolorées. Sang noir. Système nerveux en parfait état.

Marseille, le 31 décembre 1864.

C. MÉNÉCIER, Doct.

Postscriptum. — En terminant ce rapport, je crois devoir appeler l'attention de M. le Maire sur l'état de délabrement du local Mempenty où des réparations urgentes sont nécessaires pour me permettre de donner aux expériences, tout le développement qu'elles réclament dans l'intérêt de la science et de l'humanité.

Marseille. — Typ. et Lith. ARNAUD ET COMP., Cannebière, 10.

www.ingramcontent.com/pod-product-compliance
Lightning Source LLC
Chambersburg PA
CBHW071754200326
41520CB00013BA/3257